LA

GUILLOTINE,

OU

RÉFLEXIONS

PHYSIOLOGIQUES

SUR CE GENRE DE SUPPLICE.

PAR D. PH. MUTEL,

DOCTEUR EN MÉDECINE,

MEMBRE DE L'ACADÉMIE DES SCIENCES, ARTS ET BELLES LETTRES D'ARRAS, DE PLUSIEURS SOCIÉTÉS MÉDICALES FRANÇAISES ET ÉTRANGÈRES, ETC.

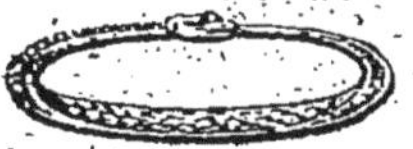

PARIS,

PAULIN, LIBRAIRE, PLACE DE LA BOURSE, 31.

LYON,
BABEUF, LIBRAIRE.

BESANÇON,
Ve PASTOUR, LIBRAIRE.

ET AU BUREAU DU PATRIOTE FRANC-COMTOIS,
A BESANÇON, PLACE LABOURÉE, 10.

1834.

LA GUILLOTINE,

OU

RÉFLEXIONS

PHYSIOLOGIQUES

SUR CE GENRE DE SUPPLICE.

PAR D. PH. MUTEL,

DOCTEUR EN MÉDECINE,

MEMBRE DE L'ACADÉMIE DES SCIENCES, ARTS ET BELLES LETTRES D'ARRAS, DE PLUSIEURS SOCIÉTÉS MÉDICALES FRANÇAISES ET ÉTRANGÈRES, ETC.

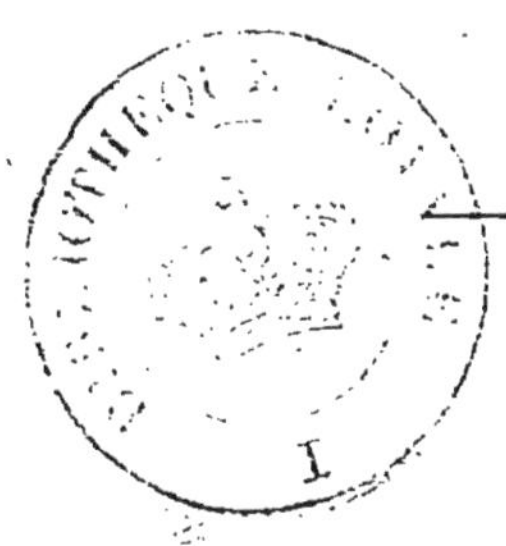

PARIS,

PAULIN, LIBRAIRE, PLACE DE LA BOURSE, 31.

LYON, BABEUF, LIBRAIRE.

BESANÇON, Ve PASTOUR, LIBRAIRE.

ET AU BUREAU DU PATRIOTE FRANC-COMTOIS, A BESANÇON, PLACE LABOURÉE, 10.

1834.

LA GUILLOTINE,

OU

RÉFLEXIONS PHYSIOLOGIQUES

SUR CE GENRE DE SUPPLICE.

La tête de l'homme séparée du corps après le supplice de la guillotine, la conscience des sentimens subsiste-t-elle encore? Voilà ce qu'il importe de savoir, et ce que de savans physiologistes ont cherché à démontrer, dès 1792. Sœmmering entre autres s'occupa de cette question importante : que la tête, séparée du corps, survit au supplice de la guillotine; il alla plus loin, il entreprit d'approximer la durée de cet état. Si les idées de cet habile et laborieux anatomiste allemand, auquel nous sommes redevables des vérités les mieux constatées de la physiologie, avaient eu plus de publicité en France, elles seraient, il n'en faut pas douter, depuis long-temps appuyées dans l'opinion publique, par une foule de faits qu'on aurait été à même de recueillir. Malheureusement, il n'en a point été ainsi; l'idée qu'on s'est faite, à force de l'entendre dire, que la mort suit immédiatement la décollation, a été la cause de notre indifférence sur un sujet aussi important.

Pour ceux qui, comme moi, ont la conviction que dans la tête séparée du corps, la conscience des sentimens subsiste encore après le supplice, il importe très peu, pour juger combien cet état est horrible, de savoir s'il dure quelques secondes seulement ou une heure entière; il suffit, à l'homme sensible, que son esprit mesure le temps sur le nombre et le genre des sensations qu'éprouve le supplicié. Quelques secondes paraîtront un quart-d'heure à celui qui souffrira beaucoup, et le malheureux qui, en mourant, conserve le mieux sa connaissance, est apparemment celui qui souffre le plus, parce qu'il conserve davantage tout le sentiment de son existence.

Les idées les plus généreuses s'étaient manifestées aussitôt après la révolution de juillet 1830. La liberté, cette fille chérie de la philosophie, devait avoir en horreur les lois sanglantes. Un roi citoyen disait publiquement que la pensée de la peine de mort le faisait frémir, cela devait être ainsi; de jeunes hommes, à l'âme ardente et généreuse, applaudirent à cette manifestation du souverain; des députés demandèrent ensuite l'abolition de cette peine, au moins pour les délits politiques; mais il n'en fut rien, la peine de mort n'a point été effacée de notre Code criminel. Ainsi, la guillotine, ce supplice de sang, est restée debout, prête à décimer, peut-être, encore une fois les partis! A-t-on donc oublié si tôt, que son couteau tranche également la tête des rois, des princes et du peuple?

Si l'on croit devoir maintenir la peine de mort pour tous les cas, au moins faut-il abolir le supplice de la guillotine, qui est noté d'infamie par les nombreux assassinats auxquels les jacobins, les girondins, les royalistes l'ont employé tour à tour depuis 1792 jusqu'en 1830; qu'il ne soit plus à l'avenir que l'horrible symbole du fanatisme politique et de ses autodafés.

Chez tous les peuples civilisés, où la peine capitale a subsisté, on s'est appliqué à adoucir les derniers momens du coupable. Le jugement rendu, la société est en quelque sorte réconciliée avec le malfaiteur. On lui accorde toutes les douceurs compatibles avec son état; on lui ôte ses chaînes, il voit ses amis, il jouit même, s'il le veut, des charmes de l'amour et des plaisirs de la table.

Les tyrans de Rome, au milieu de la fureur de leurs proscriptions, ne s'avisèrent pas de dépouiller leurs victimes d'un reste de dignité. Il était encore permis aux Romains, alors, de choisir le genre de mort qui leur paraissait le plus doux; ils pouvaient tester quelquefois, et s'entourer de ce qu'ils avaient de plus cher au monde.

En France, au contraire, on avilit l'homme avant de le frapper. Les mains sont liées derrière le dos; on le dépouille de ses vêtemens; on lui coupe les cheveux; on le prostitue aux regards de la populace; il est traîné sur une charrette, comme un vil cadavre destiné à la voirie. On s'est étudié à en faire un objet dégoûtant; point de consolations, point de larmes; le silence même du cachot, pour se recueillir et se reposer sur un avenir plus heureux, lui est refusé; il est livré aux gens de la justice, aux gendarmes et au bourreau; les consolations de la religion ne sont qu'accessoires à la tragédie; un peuple de femmes et d'enfans, plutôt que d'hommes, est là pour applaudir au triomphe du bourreau, de cet être horrible qui osa réclamer, chez nous, les droits de citoyen! Il ne doit point y avoir de bourreaux dans un gouvernement bien organisé, et s'il en existe, ces êtres sont justement marqués d'infamie. D'ailleurs, quel est l'homme qui voudrait être citoyen d'un pays où le bourreau peut être son représentant et son juge?...

Mais, dira-t-on, quand on guillotine un homme, c'est l'affaire d'une minute ; la tête disparaît, et le corps est serré sur-le-champ dans un panier ; les spectateurs ne voient rien ; il n'y a pas de tragédie pour eux ; ils n'ont pas même le temps d'être émus ; ils ne voient que du sang couler ? Du sang !.... Pourquoi habituer le peuple à l'aspect du sang ? Quelle leçon tire-t-il de cette vue, si ce n'est que de s'endurcir à le verser lui-même avec moins de répugnance ? Ne serait-il pas plus moral de cultiver, par toutes les institutions et par tous les actes publics, le sentiment le plus précieux du cœur humain, celui qui le fait compatir aux angoisses et à la destruction de ses semblables ? Le gouvernement le plus humain est celui qui se fonde sur le respect de la dignité de l'homme, et qui n'est pas environné des terreurs qui assiégent les despotes ; qui ne craint pas d'abolir la peine de mort, que l'on regarde aujourd'hui comme un grand crime social qui n'en a jamais prévenu aucun.

Le médecin dont l'unique but est de prolonger l'existence de l'homme par tous les moyens de son art, ne conçoit pas comment d'autres hommes ont osé s'arroger le droit de disposer, à leur gré, de la vie de leurs semblables. Ce furent les théologiens et les rois qui décidèrent, dans l'intérêt de leur domination, cette haute question de droit de vie et de mort, au nom de leur prétendu pouvoir émané de la Divinité. Quoi ! Dieu qui a horreur du meurtre, qui défend de verser le sang, vous aurait concédé, en son nom, le droit de représailles ? Non, il n'en est rien ; au contraire, il s'en révolte, tant cette usurpation est en dehors de la loi naturelle et de la doctrine du Christ.

Puisque cette loi, toute horrible qu'elle est, existe

encore en France au dix-neuvième siècle, après les grands progrès faits dans l'intelligence humaine, personne n'est plus en état de compatir aux maux du malheureux qui va perdre la vie, de se les représenter vivement et en détail, d'entrer dans les horreurs de ses souffrances, de parcourir l'échelle tout entière des douleurs qu'il éprouve, et d'en faire part aux autres hommes, que celui qui étudie son semblable, non seulement pour en connaître le cadavre inanimé, mais surtout pour en connaître la vie et l'agonie.

Il ne m'est pas permis, en abordant ce sujet, d'aspirer au mérite d'être original. J'ai cependant le dessein de dire quelque chose de plus que ce qu'on a dit avant moi à cet égard.

L'écrivain qui ne reproduit que ce que d'autres ont publié, et qui, par l'autorité de grands noms, tire de l'oubli des opinions abandonnées, ou attire l'attention sur des vérités qui sont restées inaperçues, a au moins l'avantage d'être utile.

L'Assemblée constituante, en adoptant la guillotine, paraît s'être attachée particulièrement à l'idée que par le moyen de cet instrument de supplice, on terminait la vie de la manière la plus sûre, la plus rapide. Guillotin (1),

---

(1) Elève assidu et distingué d'Antoine Petit, sachant quels grands avantages les hommes recueillent par échange de leurs connaissances, il se réunissait à plusieurs de ses condisciples et formait avec eux une espèce de société, dans laquelle chacun était tenu de dire ce qu'il avait retenu des leçons du professeur. A une époque où l'on ne recevait à Paris que les élèves riches, et où les élèves studieux, mais pauvres, étaient obligés d'aller prendre leurs degrés en province, Guillotin dut se faire docteur à Reims; mais

l'inventeur de l'instrument, Cabanis, Petit, Leveillé et quelques autres physiologistes, ont nié l'existence de la douleur après la décapitation ; OElsner, Sœmmering,

---

bientôt il eut la gloire de remporter à Paris la régence au concours, et dès ce moment sa réputation s'accrut rapidement. Il fut l'un des commissaires nommés pour rendre compte des fourberies de Mesmer, et ce fut lui surtout qui dévoila le charlatanisme de cet aventurier, par d'ingénieuses épreuves. Lors de la convocation des états-généraux, Guillotin publia un écrit politique dans lequel il s'annonçait comme un des partisans de la réforme des abus ; il demandait que le nombre des députés, de ce qu'alors on appelait le tiers-état, égalât au moins celui des députés des deux autres ordres. Mandé au parlement, Guillotin y fut honorablement acquitté, et reconduit en triomphe par le peuple. Bientôt après, il fut successivement nommé électeur, secrétaire de l'assemblée électorale, et enfin député; des objets d'utilité publique, et notamment d'organisation de la médecine, l'occupèrent tout entier. Chargé par le comité de législation de trouver un genre de supplice qui joignît à l'avantage d'un grand appareil celui de causer le moins de douleur possible, Guillotin proposa la décapitation au moyen d'une machine trop connue depuis, mais qu'à cette époque on n'avait encore vue à Paris que dans une parade du théâtre d'Audinot, bien qu'elle eût été jadis en usage en Italie. Ce médecin eut le chagrin de voir donner son nom à un instrument de supplice, et cet instrument servit à immoler d'innombrables victimes, parmi lesquelles il faillit se trouver compris lui-même. Rentré dans la carrière médicale, il se livra de nouveau avec zèle et succès à l'exercice de l'art de guérir, honoré du public et estimé de ses confrères. Après la destruction des sociétés savantes, il avait institué la réunion connue sous le nom d'Académie de médecine, et aujourd'hui confondue avec le cercle médical, sous cette dernière dénomination. Il est mort à Paris, le 26 mai 1814.

Sue, Moyon, Nauche, Aldini, Castel, Weickard, Leveling, Fontana, Grimaud, Durocher, Julia-Fontanelle, etc., ont soutenu le contraire d'après une série d'expériences qui leur sont propres.

On ne paraît pas, dit Sœmmering, avoir assez réfléchi aux affections de la sensibilité, qui continuent encore après le supplice de la guillotine, ou avoir calculé la durée de cet état et travaillé à l'abréger. Pour quiconque possède quelques légères connaissances de la construction et des forces vitales de notre corps, et n'ignore pas que le siége du sentiment et de son aperception est dans le cerveau, que les opérations de cette conscience des sentimens peuvent se faire, quoique la circulation du sang par le cerveau soit suspendue, ou faible, ou partielle, il est assez démontré que le sentiment n'est pas entièrement détruit par la guillotine, et qu'elle est un genre de mort horrible. Mais comme il n'en est pas de même à l'égard des personnes dépourvues de ces connaissances, et qu'elles ne peuvent croire qu'après la décollation, le *sentiment*, la *personnalité*, le *moi*, restent vivans pendant quelque temps et puissent ressentir l'arrière-douleur dont le cou est affecté, il est nécessaire de démontrer que le siége du sentiment est dans le cerveau. L'expérience atteste que, lorsque le cerveau reste intact, il n'est point de membre, de viscère, d'organe, qui ne puisse être détruit, sans que ni le sentiment, ni la faculté de penser, ni la volonté, ni la mémoire en souffrent. La moelle épinière même pourra être blessée ou dans un état de compression, sans que l'entendement et la faculté de sentir en soient détruits.

Il y a des vices ou des maladies du cerveau, ajoute

Sœmmering, qui font perdre à cet organe la faculté de sentir, d'apercevoir, et qui nuisent à la faculté de penser. La pression d'une goutte de sang, ou d'un fragment d'os, anéantit souvent à l'instant même la faculté de sentir et d'apercevoir. Aussitôt qu'on fait disparaître le mal, dont le cerveau est ainsi affecté, qu'on lève la pression, qu'on ôte l'os, le sentiment et la faculté de penser se rétablissent tout de suite, à moins que le cerveau n'en ait été essentiellement détérioré. Il arrive souvent qu'un doigt malade oblige d'amputer la main; et celui qui a subi l'opération se plaint de douleurs qu'il croit ressentir dans le doigt qui n'existe plus. Si donc le principe, que le siége de la faculté de sentir est dans le cerveau, ne peut être contesté, voici la conséquence qui en résulte : *Aussi long-temps que le cerveau conserve sa force vitale, le supplicié a le sentiment de son existence.*

D'ailleurs, des phénomènes frappans, remarqués par un grand nombre d'observateurs dignes de foi, prouvent que la tête conserve sa force vitale, plus ou moins de temps après avoir été séparée du corps. Sœmmering cite, entre autres, Haller, qui s'exprime ainsi : Elementorum physiologio (tom. IV, pag. 35) : *homine legimus caput resertum mire torvum respexisse, cum digitus in medullam spinalem immitteretur.* Leveling, qui a souvent, sur les lieux du supplice, fait l'expérience d'irriter la partie de la moelle épinière qui était restée attachée à la tête après la séparation, lequel assure que les convulsions de la tête ont été horribles; le célèbre médecin allemand Weickard, qui a vu les lèvres se mouvoir sur une tête qui venait d'être coupée, à deux reprises différentes; d'autres, qui ont assuré avoir vu grincer les dents après que la tête était séparée du corps. J'ai été à même de me convaincre de ce fait, en 1816, sur un jeune homme vigoureux, supplicié pour la cause de la liberté. Sœmmering va plus loin; il est persuadé que si l'air circulait encore régulièrement par les organes de la voix, qui n'auraient pas été détruits, ces têtes parleraient. Ce qu'il affirme, c'est que des hommes, à qui le cou n'avait été coupé qu'à demi, ont crié.

Si Sœmmering ne cite pas ses propres expériences sur des têtes d'animaux coupées, dans lesquels il a remarqué la force vitale dans les muscles de la tête, après le délai de plusieurs minutes, c'est que, quoique prouvant la même chose, le rapport du cerveau à la tête, chez les animaux, diffère trop du rapport qu'on observe dans l'homme entre ces mêmes parties. Déjà Galien avait noté le trait des autruches, à qui l'empereur Commode coupait la tête dans le cirque, avec une flèche en croissant et qui n'en continuaient pas moins leur course jusqu'au bout de la carrière. Depuis Galien, une grande quantité d'observations, parfaitement semblables, ont été recueillies par Bacon, Perrault, Charras, Caldesi, Kaw-Boerhaave. Fontana, de son côté, a fait beaucoup de recherches curieuses sur les affections propres aux différentes parties isolées ainsi du reste du corps, par l'amputation, ou du principe vital par la mort. Perrault a vu le corps d'une vipère, à qui il venait de couper la tête, continuer à ramper vers le tas de pierres où elle avait coutume de se retirer. Dans le laboratoire de Charras, une tête de vipère fit, plusieurs jours après avoir été coupée, des morsures dangereuses. Enfin Kaw-Boerhaave a répété sur un coq l'expérience des autruches; il lui coupa le cou dans le moment où l'animal s'élançait vers du grain qui lui était présenté à plus de vingt pas de distance, et le tronc continua son élan jusqu'à l'endroit où était le grain.

Mais il ne faut pas chercher bien loin les exemples d'un phénomène physiologique aussi général ; ne voyons-nous pas, dans les boucheries et dans les cuisines, les chairs, surtout celles des jeunes animaux, et plus encore celles des animaux à sang froid, palpiter long-temps après la mort ? Les culottes et les longes de veau palpitent encore au bout de plusieurs heures ; les anguilles et les lamproyes, éventrées et décapitées, quelquefois encore au bout de plusieurs jours. Il est vrai que Sœmmering et OElsner n'insistent pas sur ces faits ; parce que, suivant leur manière de voir, l'*âme*, le *moi*, n'existe et ne doit souffrir que dans la tête ; et cependant, s'il est vrai que les mouvemens réguliers prouvent sensation, et les mouvemens convulsifs douleur, la sensation et la douleur doivent nécessairement, selon Sue, se trouver dans toutes les portions du corps morcelé qui palpitent. Mais je demanderai quel est cet état : est-il vital ou est-ce la mort ? C'est ce que personne n'a pu affirmer jusqu'à présent.

Si, la tête de l'homme ainsi séparée, le cerveau est resté pendant quelque temps actif, et à un si haut degré qu'il ait pu mouvoir les muscles du visage, on ne peut plus douter, dit Sœmmering, qu'il n'ait aussi conservé, pendant ce même intervalle, le sentiment et la faculté d'apercevoir ; mais la durée de cet état ne peut pas encore être fixée exactement. Si, pourtant, on en juge d'après les expériences faites sur des membres amputés d'hommes vivans, et sur lesquels on a essayé le moyen de l'irritation galvanique, il est vraisemblable que la sensibilité peut durer un quart d'heure. On sait aussi que très souvent la faculté de sentir subsiste encore. Ceux qui s'observent eux-mêmes se sont trouvés quelquefois dans un état où la force de mouvoir les muscles leur manquait, pendant que les sensations qui leur parvenaient par les organes restaient les mêmes. Le froid, par exemple, gèle les doigts au point de les rendre incapables ou au moins inhabiles à écrire, quoiqu'il leur reste du sentiment. Les mourans voient et entendent long-temps après avoir perdu la faculté de mouvoir les muscles; on a même des exemples, que des personnes jugées mortes, ont entendu et aperçu tout ce qu'on faisait autour d'elles, sans qu'elles aient eu la force de mouvoir aucune partie de leur corps.

Une autre considération, qui se présente à l'esprit du savant physiologiste allemand, c'est que la guillotine frappe à l'endroit de notre corps qui est le plus sensible, à cause des nerfs qui y sont répandus et réunis. Le cou renferme tous les nerfs des membres supérieurs, les branches de tous les nerfs des viscères (le sympathique, le vagus, le phrenius), et enfin la moelle épinière, qui est la source même des nerfs qui appartiennent aux membres inférieurs; par conséquent, la douleur de la séparation, et selon la douleur du brisement ou de l'écrasement du cou, doit être la plus violente, la plus sensible, la plus déchirante qu'il soit possible d'éprouver. Sœmmering s'imagine à tort que cet instrument ne coupe pas, et que cela est impossible à cause de la colonne vertébrale. Ainsi, continue-t-il, ceux qui connaissent ces nerfs, qui les ont vus dans la nature, peuvent seuls se faire une idée de la violence de ces douleurs; et si elles ne se continuent que pendant quelques secondes, ce qui n'est pas du tout probable, d'après ce qu'il a dit plus haut, il restera toujours la question de savoir si la courte durée peut compenser l'intensité horrible de la souffrance.

Cabanis prétend que Sœmmering se trompe, relativement aux souffrances qu'il attribue à la nature de la section; qu'il se trompe également en supposant que la guillotine contond et ne coupe pas, attendu que l'*opération* est prompte comme l'éclair. Quoique la maladresse ou la férocité des bourreaux ait multiplié le supplice de quelques malheureux patiens, en y revenant à plusieurs reprises, il s'en faut de beaucoup que cela tienne à la nature du supplice, puisqu'à l'époque où l'assemblée constituante adopta la guillotine, qui lui fut présentée par un de ses membres, le département de Paris en fit construire une pour modèle par un ouvrier très habile. La hache était d'abord en croissant; mais, d'après les idées du célèbre chirurgien Louis, on se contenta de lui donner une disposition oblique, afin qu'elle tranchât, en tombant, à la manière de la scie; ce qui rend, comme tout le monde sait, la section plus facile et plus prompte. Le département ordonna ensuite à l'administration des hôpitaux de faire faire l'essai du nouvel instrument sur un certain nombre de cadavres. Cet essai fut fait à Bicêtre. Le poids seul de la hache, sans le secours du mouton de trente livres qui s'y adapte, tranchait les têtes avec la vitesse du regard, et les vertèbres étaient coupées net. Pourtant j'ai remarqué qu'il y avait à cet égard quelques exceptions à la règle.

Œlsner se demande si le *moi* avait bien cessé chez Charlotte Corday, quand on vit sa figure rougir d'indignation, lorsque le bourreau, qui tenait dans sa main cette tête si calme et si belle, lui appliqua un soufflet, et que le peuple ne s'en indigna point? Cabanis et Leveillé déclarent nettement qu'ils ne croient rien au trait de Charlotte Corday; ils veulent bien admettre encore la possibilité de cette rougeur, qui leur paraît purement mécanique; la tête de cette jeune fille a pu conserver, non sa force vitale, mais bien sa chaleur vitale; voilà comment ils se rendent compte de ce phénomène : le sang, encore fluide et contenu dans les plus petits vaisseaux capillaires, s'écoule librement, lorsque tout à coup son cours est interrompu par l'impression violente de la main du bourreau. Cet atroce procédé a rapproché les parois des vaisseaux; le sang venant de la partie supérieure, n'a pu passer au-dessous de l'endroit comprimé; il s'est amassé au-dessus en assez grande quantité pour produire une petite rougeur, que l'on a faussement attribuée à un reste de jugement et de sensibilité. Ce raisonnement, tout juste qu'il puisse paraître, ne détruit pourtant pas entièrement l'assertion des deux médecins allemands.

Sue énonce à peu près les mêmes opinions que Sœmmering et Œlsner sur Charlotte Corday; il cite des faits semblables à ceux de ces deux anatomistes, mais soutient, en opposition avec eux, que l'on souffre dans le tronc comme dans la tête, et qu'un homme, coupé en morceaux, peut sentir douloureusement dans toutes les parties séparées. Pour établir la proposition de Sue, il est essentiel d'écarter la nécessité d'un centre commun, d'un *sensorium commune;* aussi donne-t-il en preuve les monstres qui ont vécu quelque temps sans tête, et même sans moelle épinière. Enfin la plus grande partie de l'opinion de ce chirurgien est employée à prouver que la sensibilité peut exister dans un organe, indépendamment de toute communication avec les grands centres nerveux; qu'elle est disséminée et s'exerce partout; que le plus léger mouvement vital en suppose la présence dans la partie par laquelle il est exécuté; et que, par conséquent, la cause de la douleur peut agir avec force sur les membres séparés du corps et sur les lambeaux séparés des membres, tant qu'ils conservent la faculté de se mouvoir.

Tous les phénomènes dont parlent Sœmmering et Sue, paraissent, à Cabanis et à Leveillé, exclusivement dus à l'action musculaire, qui est une à la tête et au tronc. Aussi ces deux derniers n'éprouvent-ils aucune surprise de ce qu'une tête nouvellement coupée a jeté un regard effrayant, lorsqu'avec le doigt on comprimait la moelle épinière; parce qu'un semblable mouvement convulsif s'observe également sur un membre nouvellement amputé, dont on comprime le nerf principal.

Si l'on suppose, avec Sœmmering, dit Cabanis, qu'il existe des faits qui attestent que dans la tête d'un décapité, le *sentiment*, la *personnalité*, le *moi* restent vivans pendant quelque temps, et ressentent l'arrière-douleur dont le cou est affecté, on conviendra donc que le cerveau n'a pas un besoin absolu du concours de toutes les parties de notre corps, pour avoir les facultés de *voir*, *sentir*, *juger* et *raisonner*. Cependant, si dans cette hypothèse il souffre, il doit aussi raisonner; car, souffrir n'est autre chose que comparer un état de douleur à celui dans lequel on ne sent rien, en supposant même que le cerveau conserve sa force vitale pendant quelques minutes, quoique le sang ne circule plus : ce fait peut être nié incontestablement, puisqu'il est aussi impossible de vivre privé des bienfaits de la circulation, que paralytique depuis les pieds jusqu'à la tête; qui a dit, ajoute Cabanis, que chaque contraction du cœur, qui fait mouvoir le cerveau, n'est pas utile, et même nécessaire, pour faire circuler ce fluide animal qui porte la force vitale dans toutes les parties, et qu'en conséquence le cerveau est susceptible de quelque fonction, lorsque la circulation est éteinte?

Ce raisonnement de Cabanis paraît fort juste; parce que, si on analyse la vie, on reconnaît qu'elle est le produit de deux agens, la *sensibilité* et les *stimulans*; que tous les phénomènes de la vie intérieure, ainsi que les actes de la vie de relation, s'exécutent par le concours de cette double cause. Jusqu'ici l'influence de chacune d'elles n'a pas été exposée d'une manière assez distincte. Il est même arrivé que le rôle des stimulans a été confondu avec le rôle de la sensibilité, et *vice versâ*: Brown ne s'est pas mis entièrement à l'abri de ce reproche : il a placé le cerveau dans la classe des puissances excitantes, tandis qu'il est le foyer de l'excitabilité, tandis que l'empire du cerveau cesse, dès qu'il n'est plus excité par le sang. Mais voilà la question capitale : le cerveau cesse-t-il d'être excité à l'instant même de la séparation de la tête du tronc? C'est ce que je ne pense pas, et ce que je chercherai à démontrer.

Ainsi, il résulterait, d'après Cabanis et Leveillé, qu'un homme guillotiné ne souffre ni dans les membres, ni dans la tête; que sa mort est rapide comme le coup qui le frappe; et que, si l'on remarque dans les muscles des bras, des jambes et de la face certains mouvemens, ou réguliers ou convulsifs, ils n'éprouvent ni douleur, ni sensibilité; ils dépendent seulement d'un *reste de faculté vitale* que la mort de l'individu, la destruction du *moi* n'anéantit pas sur-le-champ dans ses muscles et dans leurs nerfs.

Quoi qu'il en soit, l'amour de la vérité ne permet cependant pas à Cabanis de dissimuler que nous n'avons à cet égard qu'une certitude d'analogie et de raisonnement et non point une certitude d'expérience; attendu qu'ici l'expérience n'est pas du moins entièrement directe. Entre la décapitation et la pendaison, l'asphyxie ou l'emploi de certaines plantes stupéfiantes, il y a, sous ce rapport, une différence qu'il ne prétend pas nier; elle est en faveur de ces derniers genres de mort. Beaucoup de personnes, empoisonnées avec des narcotiques, asphyxiées ou pendues, ont été rappelées à la vie; et l'on sait, par leur rapport unanime, qu'on n'éprouve, dans ces cas, aucune douleur; quelques-unes même prétendent avoir éprouvé des sensations agréables. Il est évident qu'un homme décapité n'a pu venir rendre ainsi compte de ce qu'il a senti. Enfin Cabanis passe sous silence ce qu'avance Sue touchant la nature, l'origine et la fin du principe vital, parce qu'il avoue lui-même n'avoir absolument aucune idée à cet égard; et qu'il ne voit pas que depuis quatre mille ans, les plus grands génies en aient eu une seule qui puisse soutenir l'examen de la raison. Il ne croit point, il ne nie point, il n'examine même pas, car il convient que la nature nous en a refusé les moyens; il ignore donc absolument à cet égard; mais il ignore en homme qui n'a pas un grand respect pour les conjectures, encore moins pour les assertions ou les négations positives, dans les matières auxquelles nous ne pouvons appliquer les véritables instrumens de nos connaissances.

Cabanis a donc raison de s'arrêter ici, car nous en

sommes encore réduits à nous demander : qu'est-ce que la vie végétale? Qu'est-ce que la vie animale? Qu'est-ce que la vie humaine? Faut-il répondre à ces trois questions en même temps, en disant avec Bordeu : c'est un flux de mouvemens réglés et mesurés, qui se fait successivement dans chaque partie, y détermine l'exercice de ses fonctions, de notre vie; avec Voltaire : c'est organisation avec capacité de sentir; avec Bichat : c'est l'ensemble des fonctions qui résistent à la mort; avec Adélon : c'est commencer par une naissance, se conserver comme individu par une nutrition; comme espèce par une production, avoir une durée limitée, et finir par la mort; avec Cuvier : c'est la faculté qu'ont certaines combinaisons corporelles, de durer pendant un temps et sous une forme déterminée, en attirant sans cesse dans leur composition une partie des substances environnantes, et en rendant aux élémens des portions de leur propre substance; c'est un tourbillon plus ou moins rapide, plus ou moins compliqué, dont la direction est constante, et qui entraîne toujours des molécules de mêmes sortes; mais où les molécules individuelles entrent et d'où elles sortent continuellement; de manière que la forme du corps vivant lui est plus essentielle que sa matière; avec Lamarck : dans les parties d'un corps qui la possède, c'est un ordre et un état de choses qui y permettent des mouvemens organiques, et ces mouvemens, qui constituent la vie active, résultent de l'action d'une cause stimulante qui les excite?

N'est-on pas tenté de répondre à Bordeu : Qu'est-ce qu'un flux de mouvemens? à Voltaire : Êtes-vous bien sûr que tous les êtres vivans sentent? à Bichat : Vous auriez pu dire simplement que la vie est ce que n'est pas la mort; à Adelon : Naître et mourir, ce n'est pas la vie; à Cuvier : Qu'est-ce qu'un tourbillon? A Lamarck : Vous définissez la vie, considérée dans ce qu'elle a d'impénétrable pour nous, et non dans ce que nous en connaissons.

Ici est toute la difficulté; aussi l'illustre Cabanis s'est-il bien gardé de la trancher. Mais voulez-vous définir la vie dans ce que nos sens ne nous font pas distinguer? Adoptez le principe de Barthez; jetez un pont de nuages sur un abîme; votre œil, plongeant dans les ténèbres, croira voir la lumière. Voulez-vous définir la vie dans sa partie intellectuelle et morale? Définissez l'instinct, l'intelligence, le sentiment moral et le sentiment religieux. Vous bornez-vous à l'action organique? La vie, c'est l'organisation.

Eh bien! malgré les résultats positifs obtenus par l'étude de l'anatomie humaine, depuis ces derniers temps surtout, où cette science a été portée à un haut point de perfection, on n'est point encore parvenu à donner de la vie une explication exempte de toute hypothèse. On cherche encore à quelle cause sont dus tous les phénomènes dont elle se compose, quel est l'agent spécial qui provoque tous ces mouvemens de composition et de décomposition par lesquels elle s'effectue, par quelle force enfin est entretenu dans les organes le jeu admirable qui en accomplit les fonctions. Tous les travaux, à cet égard, n'ont guère servi qu'à fonder des systèmes plus ou moins probables, et dont les auteurs ont quelquefois approché de la vérité, sans qu'ils aient jamais pu la découvrir; tant il est vrai que tout est mystère dans la nature, et que si des esprits hardis ont tenté de percer le voile qui la couvre, ils n'en ont que mieux connu combien il est impénétrable! D'après cela, quel est l'homme qui osera poser des limites à la vie, apprécier où elle finit, quand pour le médecin-légiste elle ne cesse véritablement que là où est la putréfaction.

Enfin Cabanis s'est plaint de ce que quelques médecins ont voulu diriger l'indignation publique contre le supplice de la guillotine, qu'ils regardent comme fort douloureux, et dont ils demandent la suppression; puis faisant un retour sur lui-même, il la demande aussi, mais pour des motifs autres. Il pense qu'on pourrait, en effet, y substituer un autregenre de mort, du moins tant que les législations modernes ne sauront pas employer de meilleurs moyens pour arrêter le crime.

Huit ans après ces débats entre Sœmmering et Cabanis, Aldini fit des expériences galvaniques en Italie, sur des décapités, et à Londres sur un pendu âgé de 26 ans, d'une constitution robuste, et se convainquit que les contractions de la tête durent trois quarts d'heure, et que celles du pendu sont plus fortes et durent deux heures.

Moyon, professeur d'anatomie à l'université de Gênes, fit en 1804, avec Nauche et Aldini, des expériences qui prouvent: 1° que durant un quart-d'heure après la décollation, deux têtes ayant été exposées à la lumière, les paupières soulevées se fermaient aussitôt; 2° que la tête du décapité est sensible aux stimulans; 3° que la langue sortie de la bouche et piquée avec une aiguille se retire, et les traits de la figure indiquent une sensation douloureuse.

J'ai vu, moi-même, sur une tête de femme âgée de 50 ans, séparée immédiatement de son corps, laquelle n'avait point été outragée par la main du bourreau, comme le fut celle de Charlotte Corday, la rougeur des joues, le larmoiement des yeux et de la sueur au front, à la lèvre supérieure et derrière les oreilles; les muscles des extrémités, ceux de l'abdomen étaient dans un état convulsif bien manifeste. Cet état de la tête dura 10 minutes, les convulsions du corps continuèrent pendant 25 minutes.

Julia de Fontanelle cite beaucoup d'observations à peu près semblables, recueillies dans divers auteurs, ou que lui-même a pu faire. Il cherche aussi des preuves de ce qu'il avance dans les expériences faites sur les animaux vivans : un bélier de 3 ans ayant été décapité, les mouvemens du corps furent très sensibles pendant 15 minutes; trois hommes pouvaient à peine les maîtriser. La section de la tête d'un veau ayant été faite dans une seconde et demie, pendant 6 minutes et demie cette tête fit des mouvemens très prononcés des paupières, de la pupille, des oreilles, des muscles de la face. Le corps continua à se mouvoir pendant 7 minutes; l'expression de la tête était si marquée, qu'on ne pouvait se refuser à croire à la souffrance de l'animal.

D'après ce qui précède, que penser des mouvemens convulsifs plus ou moins prolongés des muscles de la face, de l'abdomen et des extrémités; de la rougeur des joues; du larmoiement des yeux; des contractions de la pupille; de la sueur qui se manifeste au front, aux ailes du nez, à la lèvre supérieure et derrière les oreilles, etc.? La vie est-elle donc entièrement éteinte chez l'homme guillotiné, ou bien ce reste d'action des organes est-il, ainsi qu'on l'a avancé, la cessation complète de l'existence, la mort subite, réelle? Non, sans doute; ou bien il faudrait admettre une mort active, vivante, agissante, convulsive. Ce qui serait une absurdité, puisque la mort est la cessation complète et subite de la vie, dans les corps organisés. Ainsi donc, pour le cas qui nous occupe, la mort n'est encore ni accidentelle, ni réelle, ni apparente; tout prouve seulement qu'elle sera prochaine, très prochaine même.

Les causes de la mort subite ont été réparties par Bichat dans trois classes, suivant qu'elles portent leur action sur le cœur, sur le cerveau ou sur le poumon. Dans ces trois cas, les phénomènes ne sont pas les mêmes. Tous trois ont cependant cela de commun, que quand les matériaux de la vie viennent à manquer aux principaux viscères, les parties d'un ordre secondaire, et surtout les tissus cellulaires et séreux s'en dépouillent à l'instant pour enrichir les organes fondamentaux sous l'influence des forces nerveuses réveillées subitement dans ces momens d'alarme. Cette observation est de Broussais, qui explique ainsi les convulsions et autres phénomènes qu'on aperçoit dans les derniers momens de l'existence. Ne pourrait-il pas en être ainsi chez l'individu dont la tête vient d'être tranchée?

Les auteurs indiquent un assez grand nombre de signes pour distinguer la mort réelle; examinons s'ils ont quelque analogie avec les phénomènes qu'on observe après la décollation. Le premier est la face, dite *hippocratique*, qui a pour caractères un front ridé et aride, des yeux caves, un nez pointu et bordé d'une couleur noirâtre, des tempes affaissées, creuses et ridées, des oreilles relevées en haut, des lèvres pendantes, des joues enfoncées, un menton ridé et raccorni, une peau sèche et livide ou plombée, des cils parsemés d'une sorte de poussière d'un blanc terne; mais ces phénomènes qui ne sont pas constans chez tous les cadavres, s'observent assez ordinairement sur les patiens qu'on conduit au supplice et cessent aussitôt après que la tête a été tranchée, puisqu'alors la face est plus ou moins animée, convulsive et exprime une souffrance horrible. L'obscurcissement et l'affaissement des yeux; mais ces deux signes manquent également. L'abolition du mouvement musculaire; mais on a vu qu'il est loin d'avoir lieu. La chaleur animale; mais elle ne cesse pas aussitôt après le supplice et dure encore long-temps après. Le défaut de respiration et de circulation; mais on le rencontre également dans la syncope et l'asphyxie. A mesure qu'un malade approche de sa fin, les contractions du cœur deviennent moins fortes; le sang ne se porte plus que dans les grosses artères; les veines les plus petites et les plus superficielles se vident peu à peu, elles ne s'emplissent plus, puisque le sang ne parvient plus jusques dans les artérioles; de là vient la pâleur des mourans, celle des cadavres; si elle n'a pas lieu immédiatement après le supplice de la guillotine, c'est que les mouvemens du cœur ne cessent pas de suite. La raideur des membres; mais ce phénomène n'a lieu que long-temps encore après la cessation absolue des mouvemens qui animent la machine du corps du décapité. On voit qu'il n'y a aucun rapport entre les signes qui indiquent, ou pour mieux dire, qui font présumer la mort réelle et les phénomènes observés après la décollation.

Ce qu'il y a de certain, c'est que la sensibilité cérébrale et la contractilité correspondante, s'anéantissent sur-le-champ dans les morts violentes, comme celles produites par une forte commotion, par l'asphyxie, etc.; au lieu que la sensibilité et contractilité organique leur survivent toujours; ce n'est même qu'au bout d'un temps assez long que toutes leurs traces sont entièrement effacées. C'est donc à la persistance de ces deux propriétés vitales que sont dus les mouvemens des paupières, des yeux, des lèvres, que l'on remarque à la tête des suppliciés par la guillotine, plus ou moins de temps après qu'elle a été séparée du tronc, qui, de son côté, exécute aussi des mouvemens d'autant plus énergiques, que la vitalité des organes était plus grande.

Le cerveau est le foyer de la sensibilité, comme le cœur est le foyer de la circulation. Lorsqu'on a voulu prouver que les nerfs et la moelle épinière n'étaient point les prolongemens du cerveau, on a dit : *le cerveau, les nerfs des cinq sens et ceux de la colonne vertébrale ne sont nullement en raison directe entre eux, ce qui devrait être s'ils étaient des prolongemens l'un de l'autre.* Cette conséquence est semblable à celle que déduirait un raisonneur qui, de ce que le cœur et les artères ne sont point en raison directe entre eux dans toutes les classes d'animaux, conclurait que les artères naissent et existent indépendamment du cœur. Quant au fait, nous n'avons garde de le contester, il est un de ceux qui concourent le plus à démontrer la vérité de la proposition qu'on a voulu combattre. C'est précisément parce qu'il n'y a point de mesure uniforme dans la répétition, le volume et les attributs des masses nerveuses, qu'on est autorisé à admettre qu'elles se correspondent, qu'elles se suppléent réciproquement. Toutefois ces masses, dans les diverses classes d'animaux, sont en rapport avec leurs facultés : dans cette concordance, la marche de la nature est régulière et invariable. Si les nerfs que reçoivent les muscles du cheval et ceux du cerf, observe Castel, n'étaient pas plus grands que ceux que reçoivent les muscles de l'homme, on ne saurait expliquer pourquoi ces animaux l'emportent sur lui en force et en agilité. Si le cerveau de l'homme n'était pas plus grand que celui du cheval et du cerf, on ne saurait expliquer pourquoi il les surpasse en intelligence. On ne doit pas être plus étonné de ce que la moelle épinière du bœuf est proportionnellement plus grosse que celle de l'homme, qu'on ne doit être étonné de ce que le bœuf a plusieurs estomacs, tandis que l'homme n'en a qu'un. Leur nourriture est-elle la même? La digestion et l'assimilation sont-elles également faciles dans l'un et dans l'autre? A quoi servirait la multiplicité des appareils, si les nerfs qui s'y distribuent n'étaient en raison directe des difficultés du travail qui s'y exécute?

On a ajouté : *Les nerfs et la moelle épinière sont aussi peu des prolongemens du cerveau, que celui-ci est une continuation de la moelle épinière.*

Personne ne rendra raison, d'une manière satisfaisante, des phénomènes de la vie et de la sensibilité, sans adopter l'existence de l'un ou de l'autre de ces modes de connexité. Les rejeter tous les deux, c'est donner naissance à un préjugé pareil à celui qui ferait supposer que les branches d'un arbre ne sont point des prolongemens du tronc, et que le tronc n'est point le prolongement des branches; que toutes ces parties naissent et existent indépendamment les unes des autres.

Chaque acte de la vie, soit physique, soit intellectuelle, atteste cette corrélation des diverses parties du système nerveux. 1° Si on coupe ou si on lie le principal nerf d'un membre, les muscles situés au-dessous de la section ou de la ligature cesseront de sentir. Dans ce membre, les impressions du toucher ne seront ni perçues, ni transmises. 2° Les lésions du cerveau, lorsqu'elles ont une certaine gravité, ne modifient pas seulement la vie de relation, mais encore la vie intérieure. Après ces sortes de lésions, ni l'estomac, ni les autres viscères ne conservent l'intégrité de leurs fonctions. 3° Une telle hypothèse isole les organes, elle exclut toutes les sympathies; car il ne peut y avoir de communication là où il n'y a point continuité. Que, dans les animaux qui occupent les derniers degrés de l'échelle de l'organisation, des cordons médullaires épars, n'ayant point une origine commune, n'aboutissant point à un centre, suffisent à une existence précaire, à des ébauches de fonctions : il n'y a rien qui doive surprendre. Dans ces espèces, les phénomènes de la vie et les attributions de la sensibilité sont renfermés dans d'étroites limites. Ne cherchons dans cette structure, d'autre analogie que celle que présente l'organisation comparée avec les facultés. Mais toutes les fois que la vie a une certaine extension et que les facultés ont un certain développement, il est nécessaire que les agens de la sensibilité forment un ensemble dont les parties correspondent, que la sensibilité ait un point de départ, une source d'où elle se répande. Plus les facultés sont nombreuses, plus elles sont élevées, plus elles sont perfectibles, et plus le cerveau doit être grand. Chaque nerf est un appendice du cerveau, comme chaque artère est un appendice du cœur; chaque rameau nerveux sent, comme étant une portion du cerveau. S'il en était autrement, il n'y aurait aucun inconvénient à fixer la sensibilité sur un point. Bien plus ! une partie ne pourrait l'accaparer au préjudice des autres : il n'y aurait jamais ni des douleurs locales, ni des paralysies partielles. Si le cerveau de la tête intervenait dans toutes les impressions, il n'y en aurait aucune qui ne fût ressentie, au même degré par tous les organes.

Nous sommes loin de prétendre que la sensibilité de laquelle jouissent les nerfs soit indépendante du cerveau. Nous voulons dire seulement que chaque nerf a sa part à la sensibilité générale ; qu'il a une faculté de perception qui lui appartient, quoiqu'elle soit subordonnée aux communications de ce nerf avec le cerveau. Gastel a vu plusieurs soldats chez lesquels des vertèbres dorsales étaient incomplètement luxées, et faisaient une saillie considérable en dehors ; cependant la vie et la motilité étaient conservées. Que prouve ce fait ? que les relations des muscles avec le cerveau ne sont pas nécessaires à leur contractilité. Non, sans doute : il ne prouve autre chose, si ce n'est qu'ici la compression et la déviation d'une portion de la moelle épinière n'étaient pas portée à un assez haut degré pour que toute communication avec le cerveau fût interceptée. Un isolement complet est seul capable d'anéantir la sensibilité des organes. Quel est l'intervalle de temps qui suffit à l'extinction totale de la sensibilité après la décollation ?

Après la décollation, la tête est encore susceptible, pendant quelques instans, de recevoir l'impression des stimulans externes, tels que la lumière, le son, etc. ; en un mot, elle est susceptible de sensation. Alors, cependant, la vie s'éteint plus rapidement dans la tête que dans le tronc. Pourquoi ? c'est parce que la portion de sensibilité dévolue à chaque organe venait de lui être transmise immédiatement avant que la décollation eût lieu. Cette sensibilité ne peut être dépensée tout à coup. Aussi les contractions du cœur persistent pendant un certain espace de temps. Ces contractions concourent avec le reste de sensibilité dont je viens de parler, à entretenir la vie dans le tronc. Il n'en est pas ainsi dans la tête. Pour elle, le concours des deux principaux mobiles de l'excitation a cessé, presque dès l'instant de la séparation. Le cerveau n'a plus reçu de sang artériel, sans lequel les autres stimulans sont bientôt impuissans. Si donc l'écoulement absolu de la vie est plus rapide dans la tête, c'est uniquement parce que le plus énergique de tous les excitans lui manque. La sensibilité ne l'a point abandonnée, comme on le prétend : elle y reste amassée. Mais ses irradiations vers les sens externes sont faibles et de courte durée, parce que la stimulation produite par le sang artériel, qui a abordé le cerveau pour la dernière fois, se dissipe en peu de temps. Toujours, ces irradiations ne cessent point avec la rapidité de l'éclair, comme le prétendent Cabanis, Leveillé, Petit et autres. Nous n'hésitons donc point à assurer qu'une tête a la faculté de voir, d'entendre, d'éprouver de la douleur, dans les instans qui suivent la décollation; instans dont on ne pourrait fixer la durée qu'arbitrairement.

Enfin, nous dirons à ceux qui invoquent la physiologie pour prouver que le cerveau ne conserve plus sa force vitale dès l'instant que la tête est séparée du tronc, que le *sentiment*, la *personnalité*, le *moi*, n'existent plus dans ce viscère : ce que vous regardez comme certain, l'est-il bien en effet? La physiologie, que vous appelez au secours de votre opinion, est-elle pour vous sans mystères ?

Parcourons rapidement, pour nous en assurer, les principales divisions de cette science. Et, d'abord, avez-vous pénétré le secret de la génération? Savez-vous comment l'homme est conçu; comment il grandit et se développe dans le sein de sa mère; par quelle loi, à une époque fixe, il s'en échappe pour entrer sur la scène du monde; par quelle autre loi il parvient à un degré d'accroissement dont les limites sont marquées; et par quelle loi enfin ses organes, si long-temps animés par la vie, deviennent impropres à son entretien, vieillissent et retombent dans la poussière d'où ils étaient sortis? Non, vous ne le savez pas.

Comprenez-vous mieux les fonctions dont l'ensemble est la matière spéciale de la physiologie? Qu'est-ce que la faim, la soif? De quelle manière des substances grossières sont-elles, en peu d'heures, changées en notre propre substance? Quel rôle jouent le suc gastrique, la bile et le fluide pancréatique dans la digestion? Quelles modifications impriment-ils successivement à la pâte alimentaire? Comment se fait le chyme? Comment se fait le chyle? Comment se sépare-t-il des matières fécales? Comment est-il absorbé? Quelles mutations éprouve-t-il en traversant les ganglions mésentériques, en se mêlant aux fluides lymphatiques; et comment devient-il sang? Vous ne le savez pas.

Que connaissez-vous donc, pour affirmer que l'existence cesse aussitôt après le supplice de la guillotine?

Est-ce la révification du sang dans la respiration? Pas davantage. Vous connaissez encore moins l'absorption, la nutrition, l'exhalation, la calorification. Sans vous parler des facultés intellectuelles et morales que vous ne connaissez pas plus, dites-nous comment des milliers d'objets, répandus sur un espace de plusieurs lieues, vont-ils se réunir sur un cadre aussi étroit que la rétine, et s'offrir au *sensorium* sans confusion et en conservant leur distance, leur dimension et leur position respectives? Comment les vibrations imprimées à l'air sont-elles senties d'une manière distincte par l'organe de l'ouïe? Comment le sens de l'odorat nous met-il en rapport avec les différentes qualités des fluides gazeux et vaporeux? Comment enfin le goût et le toucher nous permettent-ils d'apprécier les qualités sapides et tangibles des corps? Vous l'ignorez.

Comment un même nerf transmet-il au cerveau, qui les perçoit clairement, des impressions si différentes que le sont entre elles celles du chaud, du froid, du sec, de l'humide, de la douleur, du plaisir, du chatouillement, du fourmillement, des battemens ou pulsations artérielles, de la cuisson, de la piqûre, etc.? Vous l'ignorez.

Comment ce même nerf fait-il parvenir également aux organes, et dans un sens inverse, les déterminations de l'âme, et met-il en mouvement tel ou tel membre, tel ou tel doigt, telle ou telle phalange, suivant les ordres de la volonté? Comment les exercices si variés du marcher, du courir, du sauter, du nager, s'opèrent-ils avec une précision si rigoureuse? Vous l'ignorez encore.

Quoi! vous ignorez tout cela, fonctions sexuelles, fonctions intérieures, fonctions extérieures, et c'est sur une science qui devrait l'enseigner, et qui ne l'enseigne pas, que vous voulez établir avec certitude le passage subit de la vie à la mort chez les décapités!

Ici se borne la tâche que je m'étais imposée.

Je me suis efforcé de prouver, autant que possible, 1° que le cerveau conserve encore sa force vitale, mais moins long-temps que le tronc après la décollation; 2° que le cerveau doit ressentir l'arrière-douleur dont le cou est affecté; 3° que le *sentiment*, la *personnalité*, le *mot*, existent encore dans ce viscère. Je laisse au temps, et à quelque plume plus habile que la mienne, le soin de faire mieux passer cette conviction dans le cerveau des incrédules. Je n'ai pas trop cherché à m'ériger en censeur sur les vices de notre législation criminelle; c'eût été aller au-delà des bornes que je m'étais imposées; mais j'ai cherché la vérité, afin d'appeler de nouveau l'attention des physiologistes, des philosophes, des législateurs et des gouvernans eux-mêmes, sur un sujet aussi grave. J'ai toujours ambitionné l'honneur qu'eut le docteur Rush, de Philadelphie : il parvint à adoucir le Code pénal de sa patrie; et, malgré des oppositions très vives, il eut la satisfaction de voir le gouvernement de Pensylvanie ne plus infliger la peine de mort qu'au crime de meurtre au premier degré. Heureux, si ceux qui liront cette dissertation ne trouvent pas mes efforts tout-à-fait indignes de la belle et importante question qui les a provoqués !..

BESANÇON. — IMPRIMERIE DE CH. DEIS.